Inhalt

Immunrelevante Mikronährstoffe

Virusinfektionen mit Coronavirus oder die Influenza (echte Grippe), sind Erkrankungen, die bei schweren Verläufen zu Lungenentzündung, Beatmung und bis zum Tod führen können. Diese Erkrankungen können sich weltweit ausbreiten, wie aktuell die Corona-Pandemie zeigt. Bund und Länder versuchen seit Februar 2020 mit drastischen Maßnahmen die Ausbreitung des Virus zu verlangsamen. Neben entsprechenden Hygienemaßnahmen, dem individuellen Sozialverhalten, einer Corona-App sowie dem langwierigen Prozess der Entwicklung eines Impfstoffes erfolgt bisher jedoch kein Hinweis auf die physiologische Bedeutung immunrelevanter Mikronährstoffe, mit denen das Immunsystem gegen virale Atemwegserkrankungen unterstützt und Begleitkomplikationen verringert werden könnten.

Unser Immunsystem ist ein komplexes und stark vernetztes System, zu dem bewegliche und unbewegliche Immunzellen, Organe (z. B. Knochenmark, Darm) und eine Reihe löslicher Proteine gehören. Überall dort, wo der Organismus permanent den Angriffen krankheitsauslösender Eindringlinge ausgesetzt ist, muss die Immunabwehr große Leistungen erbringen: in den Schleimhäuten der Atemwege, des Darmes und der Harnwege sowie in der Haut. Bei der täglichen Abwehr gehen Tausende von Immunzellen zugrunde und müssen daher ständig neu gebildet werden. Nur ein ausgewogenes Angebot an immunrelevanten Mikronährstoffen ermöglicht es dem Körper, das Immunsystem zu stärken und das überlebenswichtige Abwehrteam leistungsfähig zu halten.

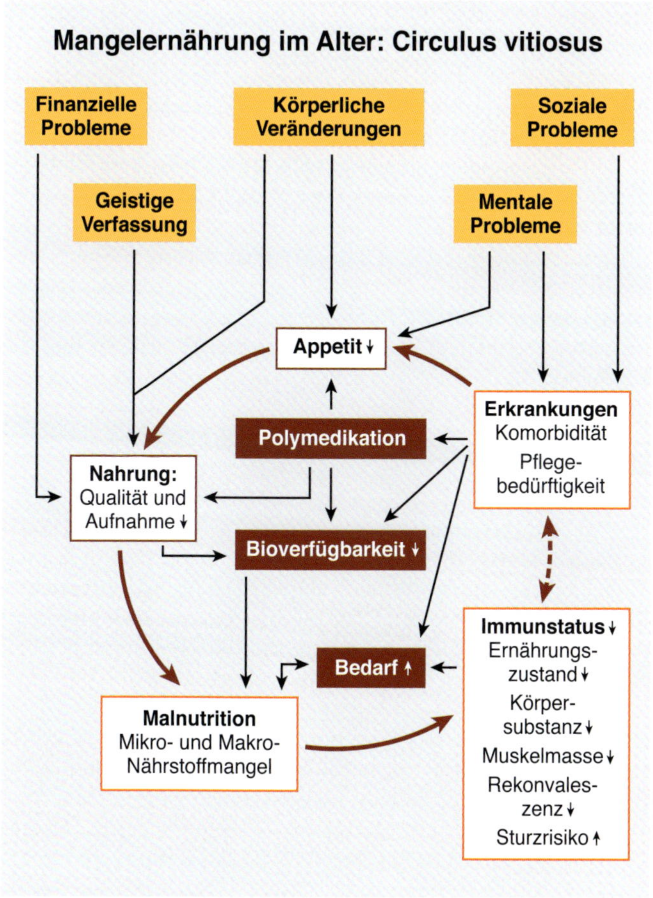

Abb. 1: Mangelernährung im Alter: Circulus vitiosus

Übersehenes Problem: Mangelernährung

In Altenheimen und geriatrischen Kliniken sind bis zu 80 % der Patienten mangelernährt, ein Zustand, der mit einem erhöhten Muskelabbau, Eiweißverlust und Entzündungen einhergeht. Zudem entsteht bei alten Menschen eine Mangelernährung schneller als bei jüngeren und lässt sich schwerer therapieren. Bereits wenige Tage ohne ausreichende Versorgung mit Makro- (z. B. Proteine, Fette, Kohlenhydrate) und Mikronährstoffen (z. B. Vitamine, Mineralstoffe, Spurenelemente) wirken sich gravierend auf Immunstatus, Ernährungszustand, Leistungsfähigkeit und Lebensqualität aus. Ernährungsprobleme müssen daher frühzeitig erkannt und die adäquaten Maßnahmen rasch ergriffen werden.

Das Immunsystem stärken

Unser Immunsystem braucht Vitamine und Mineralstoffe. Zunächst kratzt der Hals, dann kommen Husten und auch Fieber hinzu – man fühlt sich abgeschlagen und matt. Neben Impfungen ist es für den Körper hilfreich, das Immunsystem zu stärken, um mit einer Erkrankung möglichst rasch fertig zu werden.

Nur ein ausgewogenes Angebot an Vitaminen und Mineralstoffen ermöglicht es unserem Körper, das überlebenswichtige Abwehrteam fit zu halten und Verluste zu ersetzen. Eine Voraussetzung ist ein optimaler Nährstoff-Status, darum sollte dieser vor allem bei Covid-19 labordiagnostisch hinterfragt werden (z. B. Vitamin D: 25(OH)D ng/ml, Selen: Selenserumspiegel µg/l).

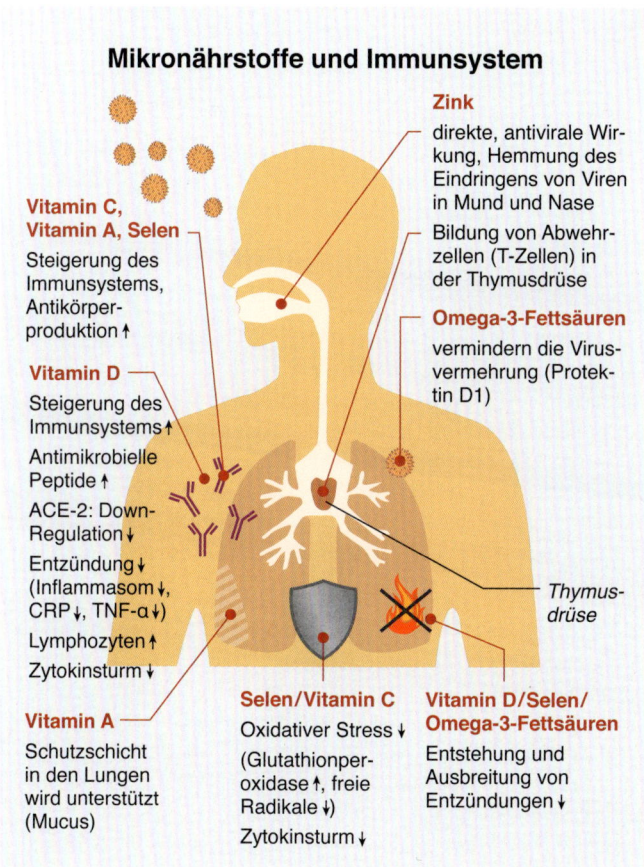

Mikronährstoffe und Immunsystem

Zink

direkte, antivirale Wirkung, Hemmung des Eindringens von Viren in Mund und Nase

Bildung von Abwehrzellen (T-Zellen) in der Thymusdrüse

Vitamin C, Vitamin A, Selen

Steigerung des Immunsystems, Antikörperproduktion↑

Omega-3-Fettsäuren

vermindern die Virusvermehrung (Protektin D1)

Vitamin D

Steigerung des Immunsystems↑

Antimikrobielle Peptide↑

ACE-2: Down-Regulation↓

Entzündung↓ (Inflammasom↓, CRP↓, TNF-α↓)

Lymphozyten↑

Zytokinsturm↓

Thymusdrüse

Vitamin A

Schutzschicht in den Lungen wird unterstützt (Mucus)

Selen/Vitamin C

Oxidativer Stress↓ (Glutathionperoxidase↑, freie Radikale↓) Zytokinsturm↓

Vitamin D/Selen/ Omega-3-Fettsäuren

Entstehung und Ausbreitung von Entzündungen↓

Abb. 2: Mikronährstoffe sind wichtig für unser Immunsystem

Referenzen

Hamirudin AH , Charlton K, Walton K, Outcomes related to nutrition screening in community living older adults: A systematic literature review. Arch Gerontol Geriatr Jan–Feb 2016;62:9–25. doi: 10.1016/j.archger.2015.09.007. Epub 2015 Sep 28.

Li T, Zhang Y, Gong , et al., Prevalence of malnutrition and analysis of related factors in elderly patients with COVID–19 in Wuhan, China. Eur J Clin Nutr, 2020; 74(6): 871–875.

Vitamin D

Europa im pandemischen Vitamin–D–Mangel

Die meisten Patienten mit Covid-19-Erkrankung befinden sich im mittleren Alter (± 55 Jahre). Covid-19 tritt vor allem bei Menschen mit chronischen Grunderkrankungen auf, darunter Herz-Kreislauf- und zerebrovaskuläre Erkrankungen (z. B. Demenz) sowie Diabetes mellitus. Viele der Betroffenen weisen eine sehr schlechte Versorgung mit Vitamin D auf, wie die aktuellen Daten der ODIN-Studie aus dem American Journal of Clinical Nutrition der Universität Graz unterstreichen.

In dieser Studie wurde der 25(OH)D-Status von 55.844 Europäern ausgewertet. Die Ergebnisse dieser Studie sind alarmierend und stellen die Handlungskompetenz und das Verantwortungsbewusstsein der nationalen sowie der europäischen Gesundheitspolitik in Bezug auf die gesundheitliche Bedeutung des Sonnenvitamins infrage:

- 13 % der Untersuchten hatten einen 25(OH)D-Status < 12 ng/ml
- 40,4 % der Untersuchten hatten einen 25(OH)D-Status < 20 ng/ml
- 84 % der Untersuchten hatten einen 25(OH)D-Status < 30 ng/ml

Vorsicht: Vitamin D-Mangel

Eine unzureichende Versorgung mit Vitamin D bzw. eine Vitamin-D-Insuffizienz (25(OH)D < 30 ng/ml) erhöht im Herbst und Winter bei Alt und Jung die Anfälligkeit für Infektionen der oberen Atemwege erheblich. Bekanntlich liegt der Schwellenwert für 25(OH)D für die Knochengesundheit bei 20–30 ng/ml. Für die extra-skelettalen und immunpräventiven Effekte ist eine 25(OH)D-Wert von mindestens 30 ng/ml, besser 40–60 ng/ml notwendig. Um diese 25(OH)D-Spiegel zu erreichen, müssten Kinder, Erwachsene und Senioren täglich mindestens 50 I.E. Vitamin D pro kg Körpergewicht supplementieren!

≈ 4.000

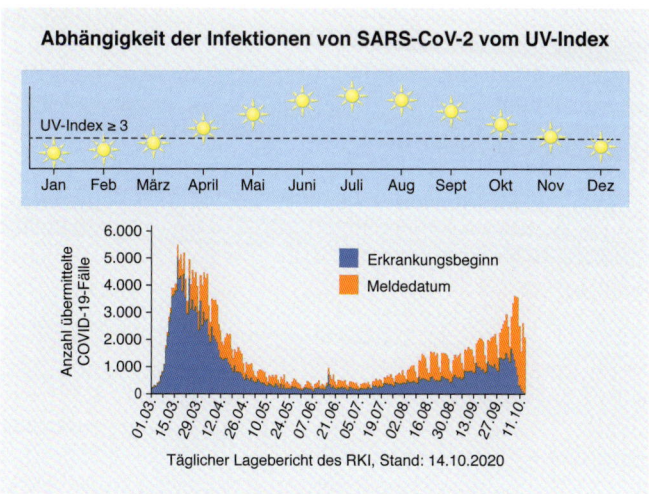

Abb. 3: Abhängigkeit der Infektionsrate vom UV-Index

Der UV-Index ist vom Breitengrad abhängig. In Deutschland wird ein UV-Index ≥ 3 nur in den Sommermonaten erreicht. Bemerkenswert ist, dass der UV-Index dabei umgekehrt mit der Infektiosität von SARS-CoV-2 korreliert.

Die Ergebnisse von aktuellen Meta-Analysen belegen, dass die Supplementierung von Vitamin D bei Erwachsenen und Kindern das Risiko für Atemwegsinfektionen signifikant um 20–30 % senkt. Zahlreiche weitere Studien bekräftigen seit Jahren die Notwendigkeit, dringend das Thema Vitamin D im Gesundheitswesen zum Wohle der Volksgesundheit und vor allem der älteren Menschen ernst zu nehmen!

Vitamin D wirkt als Hormon

In seiner hormonwirksamen Form $1,25(OH)_2D$ beeinflusst Vitamin D den zellulären Stoffwechsel über genomische und nicht genomische Stoffwechselprozesse. Dabei bindet $1,25(OH)_2D$ überwiegend an den Vitamin-D-Rezeptor (VDR) und nach der Bildung eines Heterodimers mit dem Retinoid-Rezeptor (RXR) transloziert dieser in den Zellkern, wo er an das so genannte Vitamin-D-Responsive-Element (VDRE) in der DNA bindet und die Transkription zahlreicher Gene (geschätzt: etwa 6.000 humane Gene) kontrolliert.

$1,25(OH)_2D$ wirkt immunmodulierend und antiinflammatorisch. Das Steroidhormon stärkt die angeborene und erworbene Immunität und fördert die Synthese antimikrobiell wirkender Peptide (z. B. Cathelicidin LL37). Die endogene Produktion antimikrobieller Peptide (AMP) wie Denfensine und Cathelicidin wirkt antiviral und senkt die Infektiosität von Erkältungsviren (z. B. Influenza, Corona).

Anti-SARS-CoV-2 Eigenschaften von $1,25(OH)_2D$ bei Covid-19 Infektionen
Steigerung der angeborenen und adaptiven Immunantwort
Synthese von antiviralen und antimikrobiellen Peptiden
Downregulation des Transmembranrezeptors ACE-2
Regulierung der Th17/Th1-Treg/Th2-Balance
Erhöhung der Lymphozytenanzahl
Antiinflammatorische Wirkung (z. B. NLRP3-Inflammasom $\downarrow$, CRP $\downarrow$, TNFα $\downarrow$)
Darm-Mikrobiota: Biodiversität $\uparrow$
Antioxidative Abwehr $\uparrow$ (z. B. GPX, SOD und GSH)

$1,25(OH)_2D$ und ACE-2

Eine zentrale Rolle bei Covid-19-Infektionen spielt das Angiotensin-Converting-Enzym-2 (ACE-2). Das ACE-2 wird vor allem von Endothelien des Myokards und der Nieren, aber auch in den Epithelien der Atemwege und des Magen-Darm-Traktes exprimiert. Dieser Transmembranrezeptor ist Zielstruktur verschiedener Coronaviren, unter anderem von SARS-CoV und SARS-CoV-2. ACE-2 ermöglicht den SARS-Viren das Eindringen unter anderem in die Epithelzellen der Atemwege und die Parenchymzellen der Lunge. Ein weiterer Effekt von $1,25(OH)_2D$ ist die gefäßschützende Wirkung.

$1,25(OH)_2D$ moduliert das Renin-Angiotensin-Aldosteron-System (RAAS) und downreguliert das ACE-2. Auch die Lymphozytenanzahl wird durch Vitamin D erhöht und Akut-

Phase-Proteine wie CRP (Entzündungsmarker) gesenkt. Vitamin D unterstützt demnach den Verlauf und die Therapie von Covid-19, indem es einem Zytokinsturm entgegenwirkt und folglich der Entstehung eines akuten Atemwegssyndroms (ARDS), an dem vor allem multimorbide ältere Patienten versterben, entgegenwirkt.

Aktuelle Studien der Universität Boston

In einer aktuellen retrospektiven Beobachtungsstudie an 191.779 Patienten (Alter: ± 54) aus allen 50 Bundesstaaten der USA wurden die Infektionsraten bei SARS-CoV-2 mit dem 25(OH)D-Status der Infizierten im Zeitraum von Mitte März

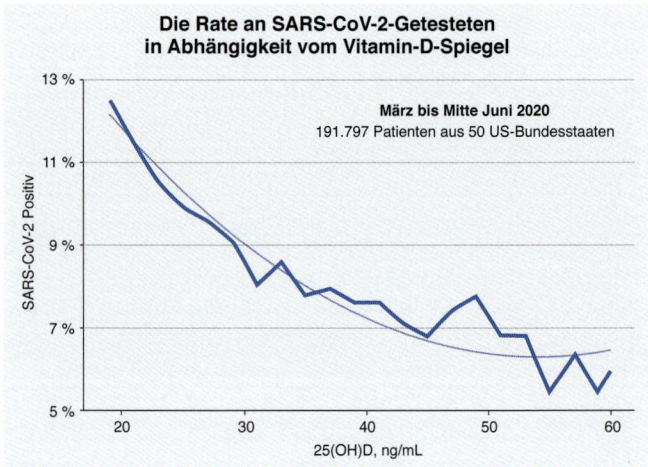

Abb. 4:   Infektionsrate in Abhängigkeit vom Vitamin–D–Spiegel

bis Mitte Juni 2020 verglichen. Dabei zeigte sich, dass bei SARS-CoV-2-positiven Personen der 25(OH)D-Status signifikant und stark invers korreliert mit der Infektionsrate ($p < 0.001$). Diese Beziehung blieb auch unter Betrachtung von demographischen Faktoren wie Breitengrad, Rasse, Geschlecht und Alter bestehen. Im Vergleich zu einem gesunden Vitamin-D-Status ist das Risiko für eine Infektion mit SARS-CoV-2 bei einem Vitamin-D-Mangel (25(OH)D < 20 ng/ml) signifikant um 54 % erhöht.

Eine weitere aktuelle retrospektive Studie aus Indonesien mit 780 an Covid-19 erkrankten, älteren männlichen Patienten zeigte eine Reduktion der Mortalität bis zu 0 % wenn der 25(OH)D-Wert ≥ 34 ng/ml lag.

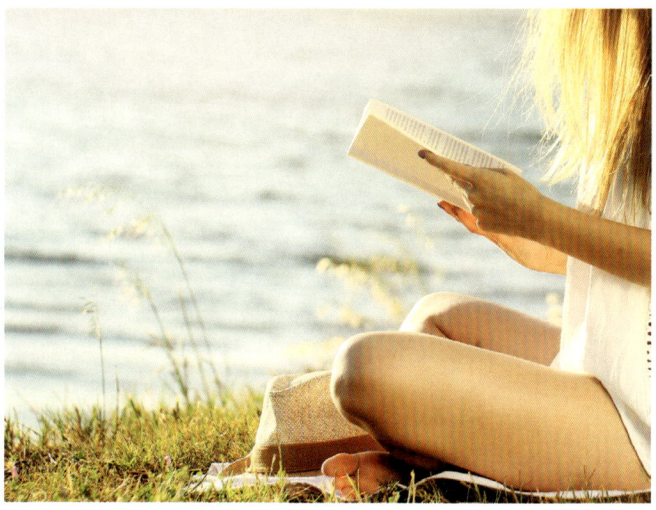

Das wird auch durch die Ergebnisse einer weiteren aktuellen Studie von Maghbooli Z et al. bekräftigt.

- **Dosierung in der Prävention**
  Zur Prävention einer Virusinfektion der Atemwege sollten Senioren, Jugendliche und Erwachsene 40–60 I. E. Vita- ~~L. 80~~ min D pro kg KG pro Tag supplementieren. *- 480*
- **Supportive Therapie: Klinikaufenthalt, schwerer Verlauf**
  a) *Initial* (Tag 1, Bolus): 200.000 I. E. Vitamin D peroral, (i.m.).
  b) *Dann:* 1. Woche: täglich 20.000 I. E. Vitamin D;
     2. Woche: täglich 10.000 I. E. Vitamin D;
     3. Woche: täglich 5.000 I. E. Vitamin D peroral.

Referenzen

→ tägl. 5000

Gröber U, Holick MF, Vitamin D: Die Heilkraft des Sonnenvitamins. 4., aktualisierte erweiterte Auflage, 490 S., Wissenschaftliche Verlagsgesellschaft, Stuttgart, 2020.

Gröber U, Kisters K, Holzhauer P, Immunrelevante Mikronährstoffe bei viralen Atemwegsinfektionen. Deutsche Zeitschrift für Onkologie 2020; 52:1–6

Biesalski HK, Vitamin D deficiency and co-morbidities in COVID-19 patients – A fatal relationship? NFS Journal, 2020; 10–21.

Charoenngam N, Holick MF. Immunologic Effects of Vitamin D on Human Health and Disease. Nutrients, 2020; 12, 2097; doi:10.3390/nu12072097.

Kaufman HW, Niles JK, Kroll MH, Bi C, Holick MF, SARS-CoV-2 positivity rates associated with circulating 25-hydroxyvitamin D levels. PlosOne 2020; 15(9): e0239252.

Maghbooli Z, Sahraian MA, Ebrahimi M, Pazoki M, Kafan S, Tabriz HM, et al. (2020) Vitamin D sufficiency, a serum 25-hydroxyvitamin D at least 30 ng/mL reduced risk for adverse clinical outcomes in patients with COVID-19 infection. PLoS ONE 15(9): e0239799.

Martineau AR, Forouhi NG, Vitamin D for COVID-19: a case to answer? The Lancet, Diabetes-Endocrinology, 2020; August 03, doi.org/10.1016/S2213-8587(20)30268-0

Raharusun P, Priambada S, Budiarti C et al. Patterns of COVID-19 Mortality and Vitamin D: An Indonesian Study. SSRN Electron. J, 2020.

Xu J, Yang J, Chen J, Luo Q, Zhang Q, Zhang H. Vitamin D alleviates lipopolysaccharide induced acute lung injury via regulation of the renin angiotensin system. Molecular medicine reports 2017; 16(5): 7432–7438.

Vitamin A (Retinol)

Vitamin-A-Mangel – ein übersehenes Problem

Erhebungen für moderne Industrieländer, z. B. England, zur Aufnahme von Vitamin A (Retinol) deuten darauf hin, dass bis zu 75 % der Bevölkerung die Empfehlungen für eine bedarfsgerechte Zufuhr über die Ernährung nicht erreicht. Aktuelle Untersuchungen haben ergeben, dass ein realistischer Konversionsfaktor (nicht wie bisher angenommen bei 6:1), sondern eher bei 36:1 (36 mg Betacarotin = 1 mg Retinol) liegt, da etwa 45 % der weißen Europäer einen Genpolymorphismus (BCMO) aufweisen, der die Umwandlung von Betacarotin (Pro-Vitamin A) in Retinol (Vitamin A) stark beeinträchtigt. Die Betroffenen können Betacarotin (Pro-Vitamin A) kaum in Retinol (Vitamin A) umwandeln. Risikogruppen für eine unzureichende Vitamin-A- und Vitamin-D-Versorgung sind insbesondere Senioren, Kleinkinder, Schwangere, Stillende und Patienten, da diese Gruppen einen erhöhten Bedarf aufweisen.

Vitamin A bei viralen Erkrankungen

Vitamin-A-Mangel ist ein gravierendes globales Gesundheitsproblem, von dem z. B. in strukturschwachen Ländern über 190 Millionen Kinder < 5 Jahren betroffen sind. Das Respiratorische Syncytial-Virus (RS-Virus) ist bei Kleinkindern weltweit der häufigste Auslöser von akuten Atemwegsinfektionen. RS-Viren gehören zur selben Virenfamilie, die auch Masern auslösen.

Aber auch Erwachsene mit chronischer Herz- oder Lungenerkrankung und Senioren erkranken häufiger und schwerer, als bislang angenommen wurde (pro Jahr ca. 3 bis 7 % der gesunden Senioren, 4 bis 10 % der Hochrisikopersonen). Die RSV-Infektionen verlaufen bei gesunden Senioren leichter, bei erwachsenen Hochrisikopersonen aber ähnlich schwer wie eine Influenza-A-Infektion. RSV-Infektionen sind eine häufige Ursache von Klinikaufenthalten wegen akuter Atemwegserkrankungen und führen bei einem Teil der Patienten zum Tode.

Für die mukosale Immunität des Respirationstraktes, des Gastrointestinaltraktes und Urogenitaltraktes ist Vitamin A (Retinol) das bedeutendste Vitamin. Geschulte Immunzellen aus dem Organismus, nachdem diese ihren „Meisterbrief" abgeschlossen haben, werden von Vitamin-A-Hormon (Retinsäure) durch spezifisches Gut-Homing aktiv in die Darmschleimhaut zurückgeholt.

Beim Ablesen eines Gens verschmelzen die Rezeptoren für Vitamin-D-Hormon (VDR) und Vitamin-A-Hormon (RXR), sodass die immunstärkenden Effekte von $1,25(OH)_2D$ häufig in der Kombination mit Vitamin-A-Hormon (Retinsäure) gemeinsam erfolgen (z. B. adaptive Immunität).

Vitamin A bei SARS-CoV-2

Im Rahmen einer aktuellen bioinformatischen Analyse auf methodischer Grundlage der Netzwerk-Pharmakologie wurden in China komplementärmedizinische Ansatzpunkte für Vitamin A gegen Covid-19 erforscht. Die Netzwerk-Pharmakologie zählt zur medizinischen Systemforschung, die zunehmend Zusammenhänge von Wirkstoffen und ihren Angriffspunkten im Körper aufklärt. Mit ihrer Hilfe werden zum

Beispiel spezifische Zielstrukturen und -moleküle („drug targets") ausgemacht, die beim Ausbruch einer bestimmten Krankheit beteiligt sind. Zu den Anti-SARS-CoV-2-Eigenschaften zählen vor allem immunmodulierende, antientzündliche und antioxidative Wirkungen. Darüber hinaus wurden sieben Kernziele für Vitamin A gegen Covid-19 identifiziert: MAPK1, IL10, EGFR, ICAM1, MAPK14, CAT und PRKCB, welche eine Rolle spielen bei der Infektiosität und Vermehrung von SARS-CoV-2.

- **Dosierung in der Prävention**
  Zur Prävention einer Virusinfektion der Atemwege sollten Senioren, Jugendliche und Erwachsene 30–50 I. E. Retinol pro kg KG pro Tag (z. B. Retinol-haltiges Öl, 500 I. E Vitamin A pro Tropfen) supplementieren.
- **Supportive Therapie: Klinikaufenthalt, schwerer Verlauf**
  a) *Initial* (Tag 1, Bolus): 200.000 I. E. Vitamin A peroral.
  b) *Dann:* 1. Woche: täglich 20.000 I. E. Vitamin A (Retinol); 2. Woche: täglich 10.000 I. E. Vitamin A (Retinol); 3.Woche: täglich 5.000 I. E. Vitamin A (Retinol) peroral.

Referenzen

Li R, Wu K, Li Y, et al. Revealing the targets and mechanisms of vitamin A in the treatment of COVID-19. Aging, 2020; 12: 15: 15784–15796.

Patel N, Penkert RR, Jones BG, et al., Baseline Serum Vitamin A and D Levels Determine Benefit of Oral Vitamin A&D Supplements to Humoral Immune Responses Following Pediatric Influenza Vaccination. Viruses. 2019 Sep 30;11(10). pii: E907. doi: 10.3390/v11100907

Tang Y, Liu J, Zhang D, et al., Cytokine Storm in COVID-19: The Current Evidence and Treatment Strategies. Front Immunol. 2020; 11: 1708.

Vitamin C

Antioxidatives Schutzvitamin

Vitamin C ist nicht nur eines der wichtigsten antioxidativen Schutzvitamine im Körper, sondern hat auch eine extrem hohe Bedeutung für die Abwehrleistung unseres Immunsystems. Vitamin-C-Mangel erhöht das Risiko und die Schwere von viralen Infektionen (z. B. Influenza), steigert das Risiko für oxidative Endothel- und Membranschäden (Lipidperoxidation) sowie die Belastung mit entzündungsfördernden Zytokinen. T-Lymphozyten und andere immunkompetente Zellen sind in der Lage, Vitamin C anzureichern. Dementsprechend sind die Vitamin-C-Spiegel in diesen Zellen im Vergleich zum Blut 10- bis 100-fach höher. Ein experimentell ausgelöster Mangel an Vitamin C führt zu einer deutlichen Einschränkung der zellulären Abwehrleistung, was sich vor allem durch eine verminderte Immunzellreifung und einer erhöhten Infektanfälligkeit bemerkbar macht.

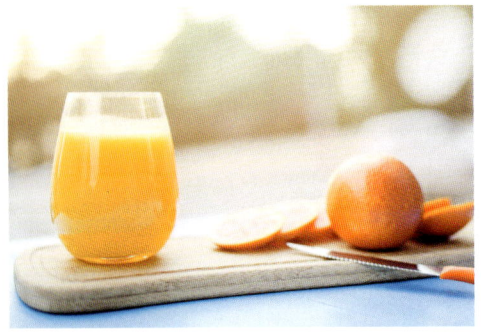

Vitamin C reichert sich in den Immunzellen an, die daraufhin Erkältungsviren im Rahmen der Phagozytose umschließen und diese abtöten können. Virale Atemwegsinfektionen gehen zudem mit einer erhöhten Belastung des Körpers mit aggressiven Sauerstoff-radikalen einher. Dadurch fallen die Vitamin-C-Spiegel im Blut und in den Immunzellen stark ab. Die Belastung mit Entzündungsfaktoren steigt.

Vitamin C und Covid-19

Die intravenöse Applikation von Vitamin C erzielt höhere Blutspiegel (> 1.000 µmol/l) und hat sich in der komplementären Medizin unter anderem in der supportiven Therapie von Atemwegsinfektionen (z. B. 7,5 g Vitamin C in 100 ml 0,9 % NaCl, 2–4 x/Woche) bewährt. Aus der Intensivmedizin ist bekannt, dass Vitamin-C-Infusionen die lokomotorischen Eigenschaften der Immunzellen (z. B. Neutrophilen bei Sepsis) verbessern. Auf Intensivstationen können zudem Vitamin-C-Infusionen (z. B. 15 g Vitamin C intravenös) die künstliche Beatmungsdauer verkürzen, den Zytokinsturm, die Mortalität und Rate an Begleitkomplikationen signifikant senken.

In der chinesischen Stadt Wuhan, die besonders stark von Covid-19 betroffen war, laufen derzeit erste randomisierte Interventionsstudien mit Vitamin-C-Infusionen (z. B. täglich 2 x 12 g Vitamin C intravenös für 7 Tage) bei Lungenentzündungen aufgrund positiver Effekte bei einzelnen Covid-19-Patienten. Federführend ist dabei Professor ZhiYong Peng von der Wuhan-Universität. Bemerkenswert ist zudem, dass die Regierung von Shanghai mittlerweile in ihren Richtlinien für die Therapie von Covid-19 offiziell die hoch dosierte Therapie mit Vitamin C (100–200 mg/kg KG pro Tag, i. v.) empfiehlt.

3 x 500 = 1500

- **Dosierung in der Prävention**
  Orale Supplementierung: 1.000–3.000 mg Vitamin C + Bio-
  flavonoide (z. B. Quercetin) pro Tag (über den Tag verteilt).
- **Supportive Therapie: Klinikaufenthalt, schwerer Verlauf**
  a) *Initial* (Tag 1–10): 15–30 g Vitamin C pro Infusion
     intravenös pro Tag (z. B. in 100–200 ml 0,9 % NaCl als
     Kurzinfusion); vorher Ausschluss eines Glucose-
     6-Phosphat-Dehydrogenase-Mangels sowie Kontraindi-
     kationen für Vitamin C
  b) *Dann:* 2–4 Infusionen mit 7,5–15 g Vitamin C (z. B. in
     100–200 ml 0,9 % NaCl als Kurzinfusion) pro Woche.

Referenzen

Colunga Biancatelli RML, Berrill M, Catravas JD, Marik PE, Quercetin and
  Vitamin C: An Experimental, Synergistic Therapy for the Prevention and
  Treatment of SARS-CoV-2 Related Disease (COVID-19). Front Immunol, 2020;
  11:1451. doi: 10.3389/fimmu.2020.01451

Direct translation of Shanghai management guideline for Covid-19
  Shanghai Coronavirus Disease Clinical Treatment Expert Group. Consensus
  and guideline Chinese Journal of Infectious Diseases, 2020, 38:
  Pre-published online. DOI: 10.3760 / cma.j.issn.1000-6680.2020.0016

Hemilä H, Chalker E, Vitamin C as a Possible Therapy for COVID-19. Infect
  Chemother. 2020; 52(2):222-223

Hemilä H, Chalker E, Vitamin C may reduce the duration of mechanical
  ventilation in critically ill patients: a meta-regression analysis. J Intensive
  Care. 2020 Feb 7;8:15. doi: 10.1186/s40560-020-043

Liu F, Zhu Y, Zhang J, et al. Intravenous high-dose vitamin C for the treatment
  of severe COVID-19: study protocol for a multicentre randomised controlled
  trial. BMJ Open 2020;10:e039519. doi:10.1136/bmjopen-2020-039519

Vitamin C beim Intensivpatienten in Ernährungs- und Infusionstherapie –
  Standards für Klinik, Intensivstation und Ambulanz, Hrsg u. a. von Konrad
  Biesalkski und Peter Fürst, Thieme Verlag, Stuttgart, 2004

ZhiYong Peng, Vitamin C Infusion for the Treatment of Severe 2019-nCoV
  Infected Pneumonia: a Prospective Randomized Clinical Trial. 2020,
  ClinicalTrials.gov, ID: NCT04264533

Quercetin (und Vitamin C)

Die antioxidativen Eigenschaften der Flavonoide, wie z. B. Quercetin, sind zum Teil auf die Anzahl der phenolischen OH-Gruppen des Moleküls zurückzuführen. Quercetin bildet zusammen mit Vitamin C und L-Glutathion ein Redoxsystem. Dadurch wird die Wirkung aller an diesem System beteiligten Antioxidanzien im Sinne einer synergistischen Wirkung verstärkt.

Da sich Quercetin und Vitamin C in ihren antiviralen und immunmodulierenden Eigenschaften überlappen, ist die Kombination eine sinnvolle Maßnahme in Prävention und Therapie bei viralen Atemwegserkrankungen mit SARS-CoV-2.

- **Dosierung in der Prävention**
  Zur Prävention einer Virusinfektion der Atemwege sollten Senioren, Jugendliche und Erwachsene 500–1.000 mg Quercetin pro Tag zusammen mit Vitamin C ergänzen.

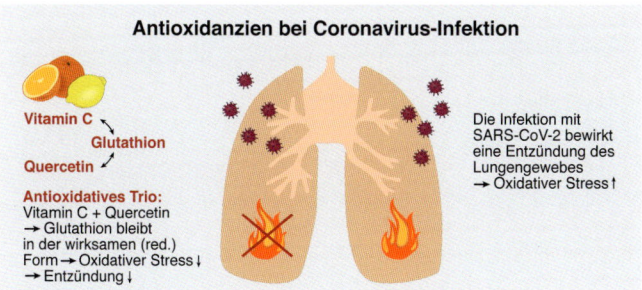

Abb. 5: Antioxidanzien bei Corona-Virus-Infektion

- **Supportive Therapie: Klinikaufenthalt, schwerer Verlauf**
  Bei akuten Infektionen empfiehlt sich, 1.000–2.000 mg
  Quercetin pro Tag (z. B. 2 x 500 mg/d, zusammen mit
  Vitamin C) zu supplementieren.

Referenzen

Hasan Onal, The Possible Effect of Quercetin on Prophylaxis and Treatment of
COVID-19. Clinical Trials.gov, 2020.

Seri J, Suwon K, Dong Hae S, MI-Sun K, Inhibition of SARS-CoV 3CL protease by
flavonoids. J Enzyme Inhib Med Chem, 2020; 35(1):145–151.

Zhang L, Lin D, Sun X, et al. Crystal structure of SARS-CoV-2 main protease
provides a basis for design of improved α-ketoamide inhibitors. Science,
2020; 368: 409–412.

Selen

ETH Zürich warnt vor Selenmangel in Europa

In Deutschland erhält ein Erwachsener bei ausgewogener Ernährung kaum mehr als 45 µg Selen pro Tag, da unsere Le-
bensmittel in der Regel nur wenig Selen enthalten. Aktuell
sprechen Wissenschaftler der ETH Zürich in der renom-
mierten Fachzeitschrift PNAS 2017 sogar eine Frühwarnung
aus: Weltweit leiden etwa eine Milliarde Menschen an Selenmangel (< 100 µg/l). Die Experten dokumentieren, dass der
ohnehin selenarme Boden in Europa in den nächsten Jahr-
zehnten infolge des Klimawandels sogar weiter an seiner Mi-
neralstoffkonzentration verlieren wird.

Bekanntlich begann im Dezember 2019 die Coronavirus-Epi-
demie in der chinesischen Stadt Wuhan in der Provinz Hubei.

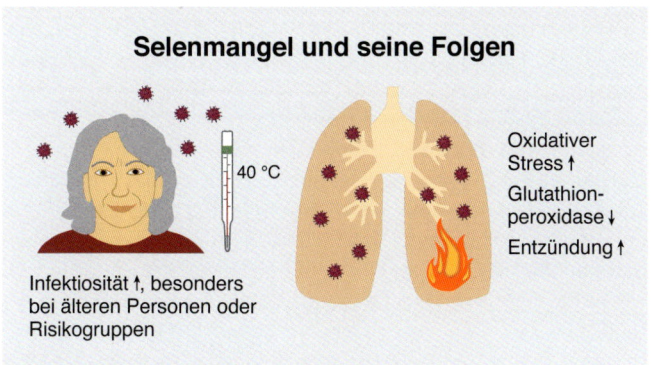

Abb. 6: Ältere Menschen und Selenmangel

Die Provinz Hubei zählt, wie viele Provinzen in China (z. B. Sichuan, Shaanxi) zu den Selenmangelgebieten mit einem sehr geringen Selengehalt der Böden.

Selen und SARS-CoV-2

Die virale Hauptprotease M^{pro} ist an der Bildung des Coronavirus-Replikationskomplexes und damit an der Vervielfältigung des Virus beteiligt. Sie stellt ein attraktives Ziel für eine Therapie gegen SARS-CoV-2 dar. Die selenabhängige Glutathionperoxidase 1 kann M^{pro} hemmen. Auch eine Modulation des TRPM2 durch Selen könnte zu antiviralen Wirksamkeit des Spurenelements beitragen. Darüber hinaus kann Selen in Form des Selenoneins das Enzym ACE hemmen. Auch das Virusprotein M1 kann die Virulenz des Virus erhöhen, indem es dessen Replikation beschleunigt. Allerdings ist das Gen für das M1-Protein in Influenza-A-Viren generell stabil. Dagegen tritt unter Bedingungen eines Selenmangels (< 100 µg/l) eine erhöhte Mutationsrate im M1-Gen auf, wodurch die Pathogenität und Virulenz des Virus gesteigert wird.

Aufgrund der Bedeutung von Selen für das Immunsystem und aktueller Forschungsergebnisse bei Covid-19-Patienten kann es sinnvoll sein, Selen prophylaktisch als Nahrungsergänzungsmittel einzusetzen – insbesondere bei Risikogruppen wie etwa Hochbetagten oder Menschen mit chronischen Erkrankungen wie etwa Diabetes mellitus oder Krebs.

In aktuellen Studien von den Professoren Rayman (Universität Surrey) und Schomburg (Universitätsmedizin der

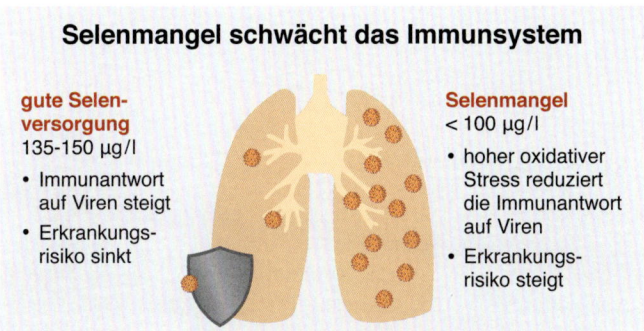

Selenmangel schwächt das Immunsystem

gute Selen-
versorgung
135-150 µg/l
- Immunantwort
  auf Viren steigt
- Erkrankungs-
  risiko sinkt

Selenmangel
< 100 µg/l
- hoher oxidativer
  Stress reduziert
  die Immunantwort
  auf Viren
- Erkrankungs-
  risiko steigt

Abb. 7: Eine gute Selenversorgung ist für das Immunsystem unabdingbar.

Charité, Berlin) korreliert die Heilungsrate bei Covid-19-Infektionen signifikant invers mit dem Selen-Status. Ein Selenmangel (< 100 µg/l) schwächt im Allgemeinen das Immunsystem und reduziert damit die Chance des Körpers, mit dem Virus fertig zu werden. Zusätzlich kann ein Selenmangel die Mutationen eines Virus fördern, dies konnte am Beispiel des Influenzavirus gezeigt werden. Auch kann ein Selenmangel für einen schwereren Krankheitsverlauf verantwortlich sein, da sich Viren bei einem Selenmangel schneller im Körper vermehren und ausbreiten können. Corona- oder Influenza-Viren steigern den oxidativen Stress in den Körperzellen. In Kombination mit erhöhtem oxidativen Stress aufgrund einer selenmangelbedingten geringen Aktivität des Selenproteins Glutathion-Peroxidase (GSH-Px) kann dies zu direkten oxidativen Schäden an der viralen RNA führen. Diese Mutationen können bei Selenmangel aus einem relativ harmlosen

Influenza-A-Virus ein wesentlich aggressiveres Influenza-A-Virus machen. Selen ist auch notwendig, um Antikörper gegen das Virus zu bilden.

Um gut geschützt zu sein, ist ein Selenspiegel von 130–150 µg/l (Serum) erforderlich.

- **Dosierung in der Prävention**
  Zur Prävention von viralen Atemwegsinfekten sollten Jugendliche, Erwachsene und Senioren 100–300 µg Selen als Natriumselenit oder Selenomethionin pro Tag (~ 1,5–2 µg pro kg KG pro Tag) zuführen. Ein optimal präventiver Selenspiegel im Blut liegt bei 130–150 µg/l (Serum)
- **Supportive Therapie: Klinikaufenthalt, schwerer Verlauf**
  a) *Initial* (Tag 1–7): 1.000 µg Na-selenit intravenös pro Tag als Kurzinfusion in 100 ml 0,9 % NaCl, alternativ: 1.000 µg Na-selenit täglich oral für eine Woche, nüchtern als Trinkampulle.
  b) *Dann:* 200–500 µg Selen als Na-selenit pro Tag, peroral.

Referenzen

Achouba A, Dumas P, Ouellet N, et al., Selenoneine is a major selenium species in beluga skin and red blood cells of Inuit from Nunavik. Chemosphere. 2019; 229: 549–558.

Alexander J, Tinkov A, Strand TA, Alehagen U et. al., Early Nutritional Interventions with Zinc, Selenium and Vitamin D for Raising Anti-Viral Resistance Against Progressive COVID-19. Nutrients 2020, 12, 2358; doi:10.3390/nu12082358

Guillin OM, Vindry C, Ohlmann T, Chavatte L. Selenium, Selenoproteins and Viral Infection. Nutrients. 2019;11(9). pii: E2101. doi: 10.3390/ nu11092101

Jones GD, Droz B, Greve P, et al., Selenium deficiency risk predicted to increase under future climate change. Proc Natl Acad Sci U S A. 2017; 114(11): 2848–2853

Moghaddam A, Heller RA, Sun Q et. al., Selenium Deficiency Is Associated with Mortality Risk from COVID-19. Nutrients 2020, 12,2098: doi:10.3390/nu12072098

Rayman MP. Selenium and human health. Lancet. 2012; 379(9822):1256–1268

Seale LA, Torres DJ, Berry MJ,Pitts MW, A role for selenium-dependent GPX1 in SARS-CoV-2 virulence. Am J Clin Nutr 2020;00:1–2.

Seko T, Imamura S, Ishihara K, et al., Inhibition of angiotensin-converting enzyme by selenoneine. Fisheries Science, 2019; 85:731–736

Steinbrenner H, Al-Quraishy S, Dkhil MA, Wunderlich F, Sies H. Dietary selenium in adjuvant therapy of viral and bacterial infections. Adv Nutr. 2015; 6(1):73–82.

Yamashita Y, Yamashita M, Identification of a novel seleniumcontaining compound, selenoneine, as the predominant chemical form of organic selenium in the blood of bluefin tuna. J Biol Chem, 2010; 285:18134–18138

Yamashita M, Yamashita Y, Ando T, Wakamiya J, Akiba S, Identification and determination of selenoneine, 2-selenyl-N a, N a, N a-trimethyl-L-histidine, as the major organic selenium in blood cells in a fish-eating population on remote Japanese Islands. Biol Trace Elem Res. 2013; 156(1–3):36–44.

Zhang J, Taylor EW, Bennett K, et al., Association between regional selenium status and reported outcome of COVID-19 cases in China. Am J Clin Nutr, 2020; 111(6):1297-1299.

Zink

Zentrale Rolle im Immunsystem

Unter den essenziellen Spurenelementen, die für eine normale Funktion des Immunsystems nötig sind, spielt Zink eine zentrale Rolle. In über 3.000 Enzymen und Proteinen dient Zink als katalytisches Zentrum oder strukturgebendes Ion. Das Spurenelement unterstützt Teile der angeborenen und erworbenen Immunabwehr, zu denen die drei Hauptverteidigungslinien epitheliale Barrieren, zelluläre Abwehr und Antikörper gehören. Die für die zelluläre Immunabwehr verantwortlichen T-Lymphozyten machen im Thymus unter dem Einfluss des Hormons Thymulin einen Reifungsprozess durch. Dieser als T-Zelldifferenzierung bezeichnete Prozess ist ausschließlich zinkabhängig, da nur der Zink-Thymulin-Komplex immunaktiv ist. Bei einem Zinkmangel fallen nicht nur die Konzentrationen des Zink-Thymulin-Komplexes im Blut ab, auch die Aktivität anderer Abwehrzellen (z. B. Killerzellen) wird stark beeinträchtigt. Die Folge ist eine allgemeine Abwehrschwäche, die mit einer erhöhten Anfälligkeit für virale und auch allergisch bedingte Erkrankungen einhergeht.

Ein Zinkmangel führt zu einer Überproduktion von proinflammatorischen Mediatoren. Darüber hinaus kommt es zu einer Thymus-Atrophie, einer Verminderung von naiven B-Zellen, einer Dysbalance zwischen Typ1- und Typ2-T-Helferzellen sowie einer Zunahme von Typ17-T-Helferzellen. Die Zahl der regulatorischen T-Zellen nimmt hingegen ab.

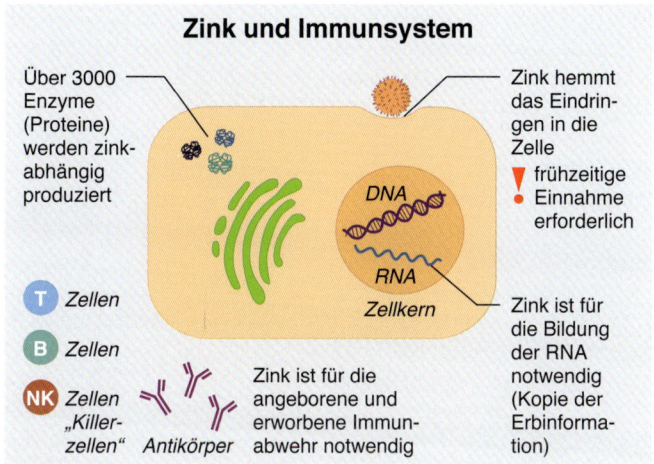

Abb. 8: Zink ist eines der wichtigsten Spurenelemente

Zinkmangel und seine Folgen auf das Immunsystem:

- Abnahme der Abwehrleistung, erhöhte Infektanfälligkeit,
- Abnahme der Schleimhautdicke (Atrophie), besonders in der Lunge (Bronchialtrakt),
- Abfall der Thymulinspiegel, gestörte Reifung der T-Lymphozyten,
- Abnahme der T-Helfer-, T-Killer- und NK-Zellen.

Ein Organismus mit bereits geschwächtem Immunsystem bietet Viren ein ideales Milieu, um sich zu vermehren. Zink hat eine direkte antivirale Wirkung. An der Oberfläche von beispielsweise Rhinoviren konnten zahlreiche Bindungsstellen für Zink nachgewiesen werden. Es blockiert in-Vitro die Virusvermehrung und das Andocken des Virus an die Rezeptoren auf den Schleimhäuten, über die der Erreger in die Wirtszelle eindringt.

Bei Schwerkranken mit körperlich schlechtem Ernährungszustand wirkt Zink einer auszehrenden Wirkung (Kachexie) entgegen. Bei < 50 µg/dl liegt ein ausgeprägter Zinkmangel vor.

Der Großteil der Covid-19-Patienten, vor allem Senioren, haben bei Klinikaufnahme nicht nur einen Vitamin D-Mangel sondern auch einen ausgeprägten Mangel an Zink. Einige Studien zeigen, dass ein Zinkmangel die Interaktion des SARS-CoV-2 mit dem Spikeprotein ACE-2 und damit die Virulenz erhöht. Aktuelle retrospektive Studien und Fallbeispiele zeigen, dass Zinkmangel den Krankheitsverlauf und die

Anti-SARS-CoV-2-Eigenschaften von Zink
Verbesserung der angeborenen und erworbenen Immunantwort
Inhibition der ACE-2-Expression
Anti-inflammatorische Wirkung (z. B. Il-1 β ↓, TNFα ↓, NLRP3-Inflammasom ↓)
Lymphozyten ↑, Risiko für Zytokinsturm ↓
Antioxidative Abwehr (z. B. SOD) ↑
Integrität epithelialer Gewebe (z. B. Alveolar System) ↑
Intensivstation: Beatmungsdauer ↓, Aufenthaltszeit ↓

Schwere (z.B. ARDS) von Covid-19 steigert. Ein Zinkblut-spiegel < 50 μg/dl erhöht signifikant die Komplikations- und Mortalitätsrate von Covid-19 Patienten.

- **Dosierung in der Prävention**
  Klinische Studien belegen die Wirksamkeit von Zinkprä-paraten in der Prävention und Therapie virusbedingter Atemwegskrankheiten. Danach kann Zink die Dauer und Schwere von Erkältungen bei Kindern und Erwachsenen signifikant verringern. Zur Vorbeugung einer Virus-infektion der Atemwege sollten Jugendliche, Erwachsene und Senioren etwa 0,25–0,5 mg Zink pro kg KG pro Tag (z.B. 15–20 mg) zuführen.
- **Supportive Therapie: Klinikaufenthalt, schwerer Verlauf**
  Für die therapeutische Wirksamkeit bei akuten Infekti-onen (z.B. Halsschmerzen, Schnupfen) sind eine ausrei-chend hohe Zinkkonzentration sowie der direkte Kontakt der Zinkionen mit der Virusoberfläche wichtig. In der Therapie akuter Atemwegsinfektionen sollten daher Lutschtabletten mit Zink (z.B. Zinkacetat, Zinkgluconat) angewendet werden, damit die freien Zinkionen ihre virushemmende Wirkung entfalten können.
  a) *Initial* (Tag 1–2): 20 mg Zink intravenös plus 7,5 g Vitamin C pro Tag; begleitend: 90–150 mg Zink täglich peroral für 10 Tage (z.B. als Zink-Lutschtablette mit Zinkacetat, Zinkgluconat), über den Tag verteilt.
  b) *Dann:* 20–50 mg Zink pro Tag peroral (z.B. als Zink-Lutschtablette mit Zinkacetat, Zinkgluconat).

Referenzen

Gröber U, Classen HG, Kisters K, Zinkmangel im Fokus: Ursachen, Symptome, Diagnose und Therapie. EHK, 2019; 68:1-15

Classen HG, Gröber U, Kisters K, Zink – das unterschätzte Spurenelement. Med Monatsschr Pharm; 2020

Heller RA, Sun Q, Hackler J, Seelig J, et. al. Prediction of survival odds in COVID-19 by zinc, age and selenoprotein P as composite biomarker. Redox Biology 38 (2021) 101764

Hemilä H, Haukka J, Alho M, et al., Zinc acetate lozenges for the treatment of the common cold: a randomised controlled trial. BMJ Open. 2020; 10(1):e031662. doi: 10.1136/bmjopen-2019-031662

Hunter J, Arentz S, Goldenberg J, et.al. Rapid review protocol: Zinc for the prevention or treatment of COVID-19 an other coronavirus-related respiratory tract unfections. Inegrative Medicine Research 9:3, 2020, 100457

Read SA, Obeid S, et al., The Role of Zinc in Antiviral Immunity. Adv Nutr. 2019; 10(4):696-710

Russell, ST, Siren PMA, Siren MJ, Tisdale MJ. The role of zinc in the anti-tumour and anti cachectic activity of D-myo-inositol 1,2,6-triphosphate. BJC 2020. 102:833-836

te Velthuis AJW, van den Worm SHE, Sims AC et al., Zn(2+) inhibits coronavirus and arterivirus RNA polymerase activity in vitro and zinc ionophores block the replication of these viruses in cell culture. PLOS Pathog. 2010; 6(11):e1001176

Wessels I, Rolles B, Rink L. The Potential Impact of Zinc Supplementation on COVID-19 Pathogenesis. Front Immunol. 2020; 11:1712

Omega-3-Fettsäuren (EPA/DHA)

Entzündungshemmende Wirkung

Bekanntlich werden aus den Omega-3-Fettsäuren EPA und DHA hormonartige Botenstoffe (Eicosanoide) sowie potente Zellschutzfaktoren und Entzündungshemmer (Lipidmediatoren: Resolvine, Maresine, Protektine) gebildet, die lebenswichtige Funktionen bei der Regulierung unseres Stoffwechsels und Immunsystems übernehmen.

Zudem unterstützen EPA/DHA eine gesunde Darmflora und fördern die Bildung von Endocannabinoiden.

Chinesische Wissenschaftler haben unterstützende Behandlungsansätze im Zusammenhang mit dem neuartigen Coronavirus (Covid-19) untersucht. Dabei diskutieren sie

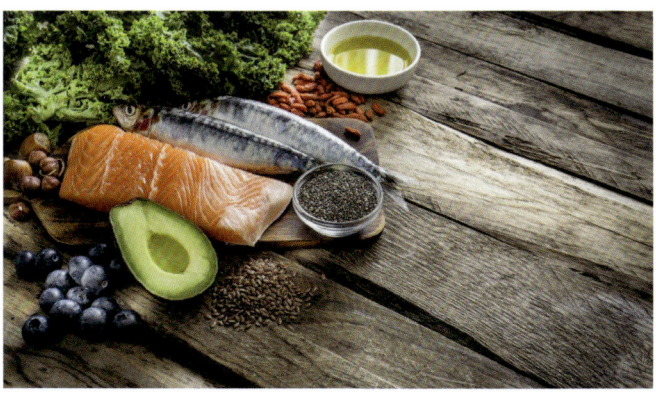

unter anderem den Stellenwert der Omega-3-Fettsäuren
(EPA/DHA). Neben den allgemein bekannten Wirkungen
von Omega-3-Fettsäuren auf das Immunsystem, heben sie

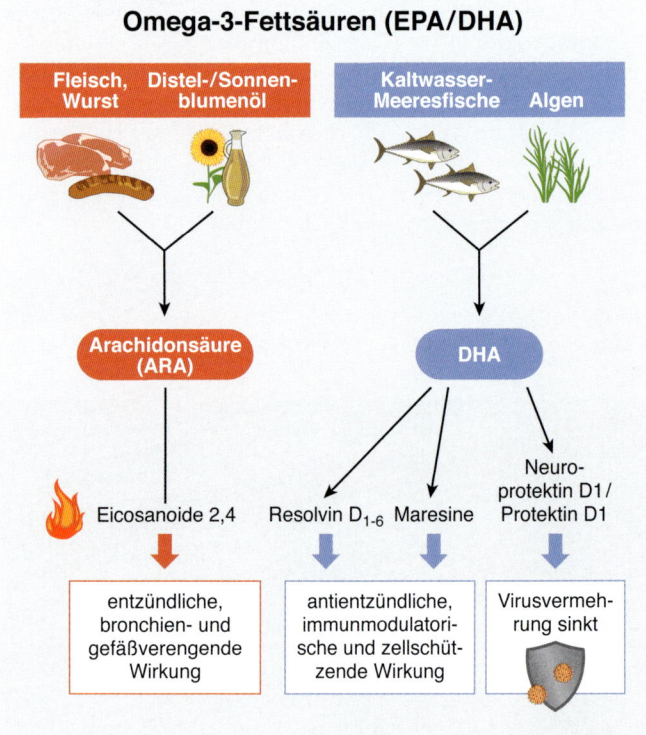

Abb. 9: Omega-3-Fettsäuren unterstützen den Zellschutz.

hervor, dass ein Lipidmediator dieser Fettsäuren, das soge-
nannte Protektin D1, die Virusreplikation abschwächen und
somit den Verlauf der Infektion positiv beeinflussen könnte.

Auch in einem praktischen Ansatz wurden diese Erkennt-
nisse bestätigt. Eine kürzlich durchgeführte Studie mit jungen
Wachteln konnte zei-
gen, dass die marinen
Omega-3-Fettsäuren
EPA und DHA wäh-
rend zweier verschie-
dener viraler Infekti-
onen zu besserem
Wachstum trotz der
Erkrankung, einer
deutlich höheren An-
zahl an Antikörpern
und einer bis zu 100 %

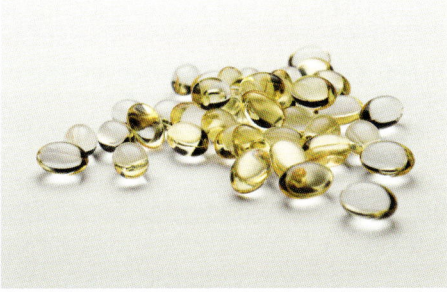

geringeren Sterberate der Tiere bei Infektion mit dem Influenzavirus H9N2 führte. Eine gute Versorgung mit Omega-
3-Fettsäuren kann den Körper darin unterstützen, trotz einer
viralen Infektion auch die weiteren normalen Funktionen des
Körpers besser aufrecht zu erhalten, eine stärkere Abwehr für
einen erneuten Angriff auszubilden und die Erkrankung ef-
fektiver zu bekämpfen. Ein Mechanismus könnte dabei unter
anderem der von den chinesischen Wissenschaftlern vorge-
stellte Lipidmediator (Protektin D1) sein.

- **Dosierung in der Prävention**
  Um den individuellen Bedarf an EPA/DHA im Bereich
  von 1.000–4.000 mg zu bestimmen, kann eine Fettsäure-

Analyse genauen Aufschluss bringen. Für den Großteil der Bevölkerung zeigt sich heute eine Menge von 2.000 mg der marinen Fettsäuren EPA und DHA täglich als eine effektive Dosierung, um einen protektiven Omega-3-Index von 8 % zu erreichen.

Damit die Fettsäuren optimal wirken können, sollten Sie stets mit einer Hauptmahlzeit aufgenommen werden. Daneben empfiehlt es sich, zur optimalen Regulation von Entzündungen, die Zufuhr an Omega-6-Fettsäuren in Form von Sonnenblumenöl, industriell hergestellten Produkten und Fleisch sowie tierischen Produkten aus der Massentierhaltung zu reduzieren.

Referenzen

Cai C, Koch B, Morikawa K, et al. Macrophage-derived extracellular vesicles induce long-lasting immunity against hepatitis C virus which is blunted by polyunsaturated fatty acids. Front Immunol. 2018;9:723

Gutiérrez S, Svahn SL, Johansson ME. Effects of Omega-3 Fatty Acids on Immune Cells. Int J Mol Sci. 2019; 20(20):5028. doi:10.3390/ijms20205028

Morita M, Kuba K, Ichikawa A, et al. The lipid mediator protectin D1 inhibits influenza virus replication and improves severe influenza. Cell, 2013; 153(1):112-125. doi:10.1016/j.cell.2013.02.027

Rogero M, de C. Leao M, Santana TM, et.al. Potential benefits and risks of omega-3 fatty acids supplementation to patients with COVID-19. Free Radical Biology and Medicine 2020. 156:190-199

N–Acetylcystein (NAC)

NAC und Covid–19

Die bei den Coronaviren aus der Membran herausragenden Proteine (vor allem das Spike (S)-Protein) verleihen dem Virus sein charakteristisches Aussehen. In der RNA sind die Informationen für verschiedene Virusproteine kodiert. Dabei handelt es sich um das RNA-Genom umgebende Nukleo-kapsid-Protein und drei Membranproteine. Darüber hinaus trägt das vor kurzem neu entdeckte SARS-CoV-2 an seiner Oberfläche ein Hämagglutinin (HE). Die verschiedenen viralen Proteine haben unterschiedliche Funktionen wie z. B. für die virale Struktur, die Virusvermehrung, das Eindringen in die Körperzelle sowie für die Pathogenität und Virulenz. Einige Virusproteine enthalten Disulfid(-S-S-)-bindungen, die durch NAC gespalten werden können, was die Infektiosität des Virus abschwächt.

Zwei Wirkungen von NAC machen die Substanz in der Prävention und Therapie von Covid-19 weiter interessant: Einerseits hat NAC einen regulierenden Effekt auf mukusproduzierende (schleimbildende) Zellen und Drüsen (z. B. im Bronchialtrakt, Blase). Es wirkt mukolytisch, indem es Disulfidbrücken in der Matrix von Mukopolysacchariden und DNA-Fasern des Bronchialschleims spalten kann, was die Viskosität und Klebrigkeit des entsprechenden Sekrets reduziert. Andererseits steigert NAC die Bioverfügbarkeit von L-Glutathion, dessen Spiegel bei entzündlichen Prozessen erniedrigt ist. Darüber hinaus hemmt NAC den redoxsensitiven Transkriptionsfaktor NfkappaB und wirkt so einer Überflutung des Körpers mit Entzündungsfaktoren wie IL-1 oder TNFα, die im Rahmen eines Zytokinsturms mit ausgeprägten Gewebeläsionen und häufig letalem Verlauf auftreten, entgegen. Derzeit werden die ersten Ergebnisse einer offenen Phase-II-Studie an Patienten mit schweren Covid-19-Verlauf mit Spannung erwartet, die begleitend zur normalen Covid-19-Therapie mit 6.000 mg NAC täglich intravenös maximal über einen Zeitraum von 3 Wochen behandelt werden.

Referenzen

Aldini G, Altomare A, Baron G et al., N-Acetylcysteine as an antioxidant and disulphide breaking agent: the reasons why. Free Radic Res, 2018; 7: 751-762.

De Flora S, Balansky R, La Maestra S. Rationale für the use of N-acetylcysteine in both prevention an adjuvant therapy of COVID-19. The FASEB Journal 2020

Horowitz RI, Freeman PR, Bruzzese J, Efficacy of glutathione therapy in relieving dyspnea associated with COVID-19 pneumonia: A report of 2 cases. Respir Med Case Rep. 2020; 30: 101063.

Jorge-Aaron RM, Rosa-Ester MP. N-acetylcysteine as a potential treatment für novel coronavirus disease 2019.Future Microbiology 2020

Lu R, Zhao X, Li J et al. Genomic characterisation and epidemiology of 2019 novel coronavirus: implications for virus origins and receptor binding. Lancet, 2020; 395(10224), 395: 565-574.

Memorial Sloan Kettering Cancer Center. Phase II Study of N-acetylcysteine in Severe or Critically Ill Patients With Refractory COVID-19 Infection (May 5, 2020). https://clinicaltrials.gov/ct2/show/NCT04374461.

Poe FL, Corn J, N-Acetylcysteine: A potential therapeutic agent for SARS-CoV-2. Med Hypotheses. 2020 Oct; 143: 109862.

Polonikov A, Endogenous Deficiency of Glutathione as the Most Likely Cause of Serious Manifestations and Death in COVID-19 Patients. ACS Infect Dis. 2020; 6(7):1558-1562.

Schoeman D, Fielding BC. Coronavirus envelope protein: current knowledge. Virol J, 2019; 16:69.